医画四大名著

医画红楼

主编／王珊珊

全国百佳图书出版单位
中国中医药出版社
·北京·

图书在版编目（CIP）数据

医画红楼 / 王珊珊主编 .—北京：中国中医药出版社，2023.6
（医画四大名著）
ISBN 978-7-5132-8144-7

Ⅰ .①医… Ⅱ .①王… Ⅲ .①中国医药学—文化—
儿童读物 Ⅳ .① R2-05

中国国家版本馆 CIP 数据核字（2023）第 080119 号

中国中医药出版社出版
北京经济技术开发区科创十三街 31 号院二区 8 号楼
邮政编码 100176
传真 010-64405721
保定市中画美凯印刷有限公司印刷
各地新华书店经销

开本 889×1194 1/24 印张 3 字数 23 千字
2023 年 6 月第 1 版 2023 年 6 月第 1 次印刷
书号 ISBN 978-7-5132-8144-7

定价 24.90 元
网址 www.cptcm.com

服 务 热 线 010-64405510
购 书 热 线 010-89535836
维 权 打 假 010-64405753

微信服务号 zgzyycbs
微商城网址 https：//kdt.im/LIdUGr
官 方 微 博 http：//e.weibo.com/cptcm
天猫旗舰店网址 https：//zgzyycbs.tmall.com

如有印装质量问题请与本社出版部联系（010-64405510）

编委会

主编简介

王珊珊，英语语言文学硕士，中医诊断学在读博士，北京中医药大学人文学院副教授，硕士研究生导师；兼任世界中医药学会联合会翻译专业委员会理事，中国中医药研究促进会中医药翻译与国际传播专业委员会常务理事、传统文化翻译与国际传播专业委员会理事；研究方向为中医典籍翻译、中医国际传播。

前　言

　　四大名著作为经典中的经典，影响了一代又一代的中国人。《红楼梦》是由清代小说家曹雪芹创作的具有世界影响力的世情小说，主要描写了以贾、史、王、薛四大家族的兴衰为背景，以富贵公子贾宝玉为视角，以贾宝玉与林黛玉、薛宝钗的爱情婚姻悲剧为主线的故事，深受国内外广大读者的喜爱。《红楼梦》素有"中国封建社会的百科全书"之称，其中涉及的中医药知识包罗万象，且都有据可查。如在第十回"金寡妇贪利权受辱　张太医论病细穷源"中，张太医为秦可卿诊病，古代中医四诊合参的场景跃然纸上，能够让孩子们更深切地感受到中医文化之美与中医治病之效。在第四十五回"金兰契互剖金兰语　风雨夕闷制风雨词"中，薛宝钗将林黛玉的体质和宿疾娓娓道来，所运用的正是中医理论知识。中医知识不只是局限在贾府内宅，第八十回"美香菱屈受贪夫棒 王道士胡诌妒妇方"里的王道士胡诌的"疗妒汤"虽是市井戏言，但也能通过药物性味入手，让读者管窥中药临床运用的奥秘。

本团队依照"取其精华，寓教于乐"的编写思路，为孩子们精心创作出这套四大名著中的中医药知识系列绘本，希望与孩子们一起徜徉在中医药璀璨文化的宝库中。"医画 四大名著"系列绘本共 4 册，《医画红楼》是继《医画西游》之后的又一力作。

本册绘本中精选的六篇故事，均改编自《红楼梦》中的中医药相关情节，配以原创插画。文学经典与活泼图画交相辉映，为孩子们营造了轻松愉快的氛围，激发了孩子的阅读兴趣。每个故事后都配有中医药小贴士，补充介绍故事中提到的中医药知识。希望小读者们能从本书中汲取营养和智慧，在阅读的快乐中，体悟中医药文化之美。

王珊珊

2023 年 3 月

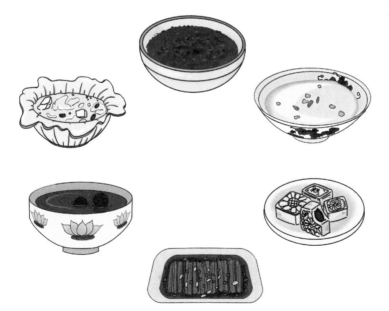

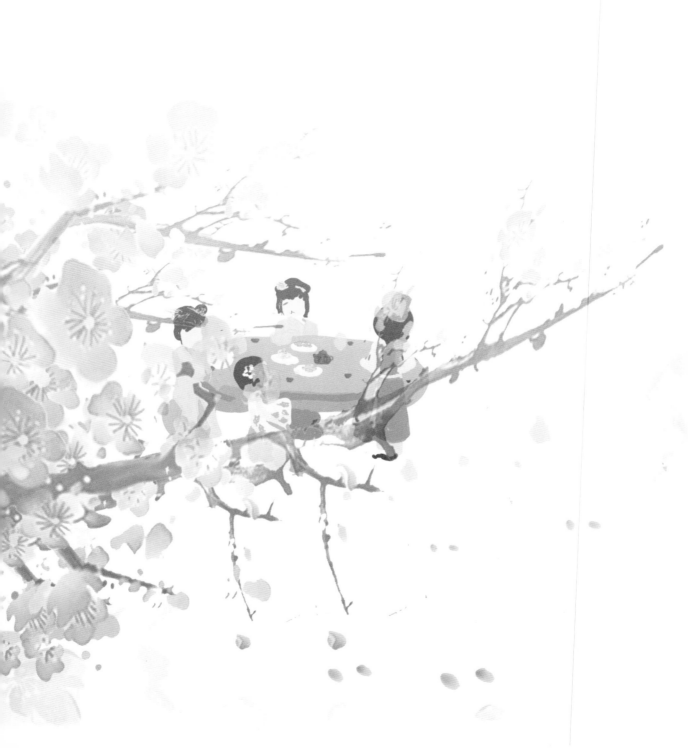

目 录

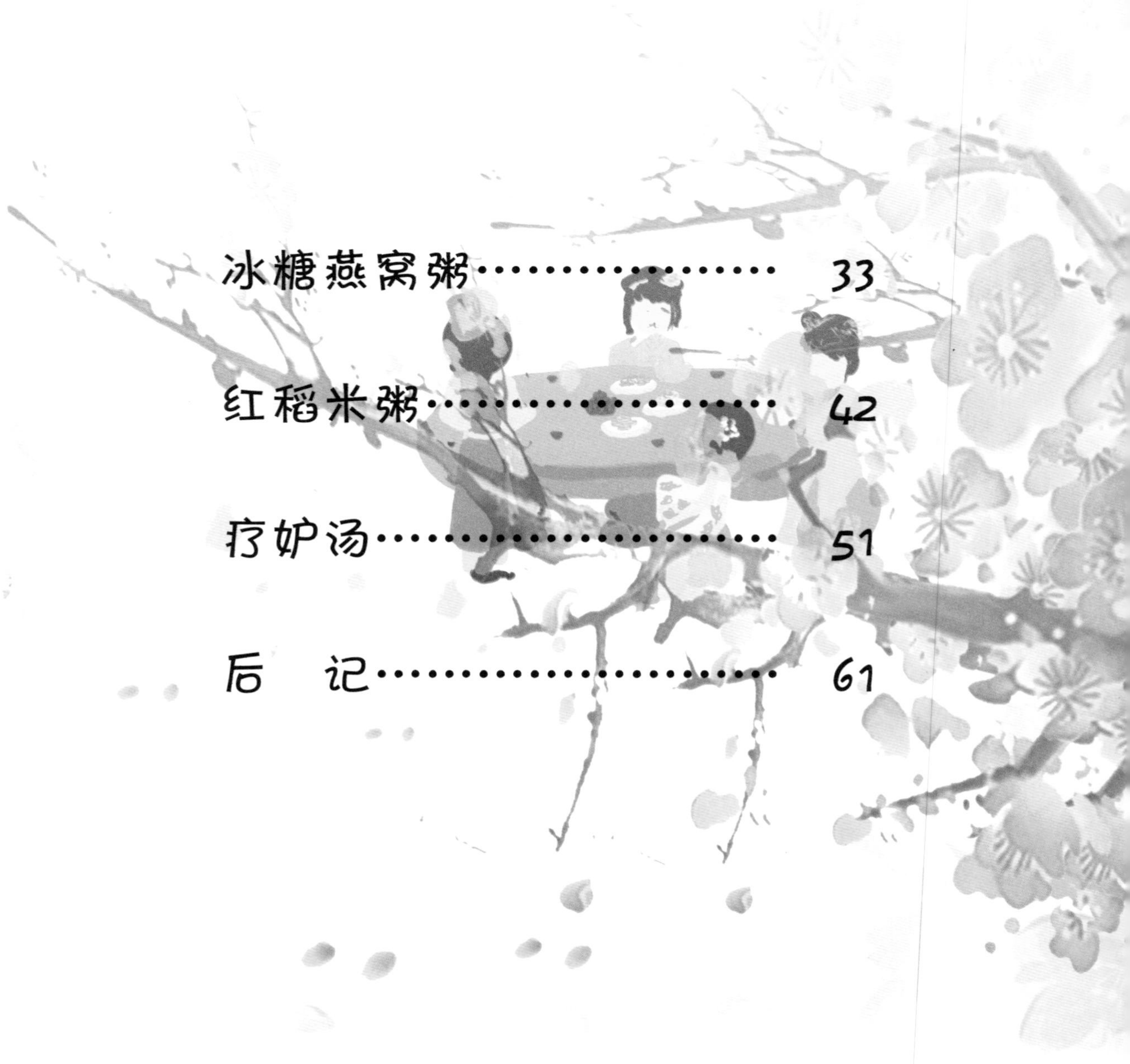

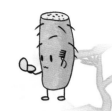

枣泥山药糕

　　贾蓉的妻子秦可卿生了病，卧床不起，一连请了好几个大夫来看也没用。秦可卿心思细腻敏感，平日本就想得多，偏偏她的弟弟来看望时，又诉了不少苦，说受到了别人的欺负。听到这些，秦可卿又气又恼，竟连早饭都吃不下了。

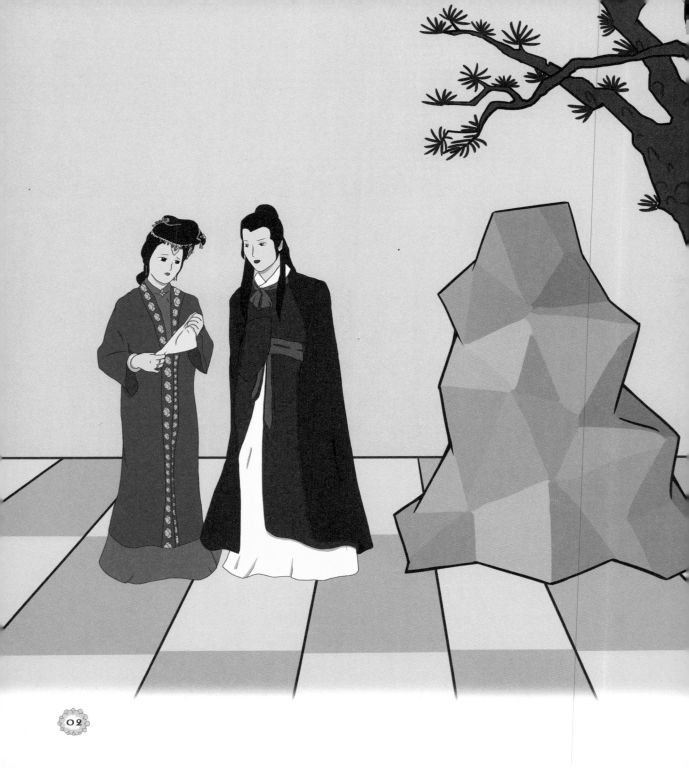

婆婆尤氏劝解了
好一会儿，这才让她
喝下了半碗燕窝汤。

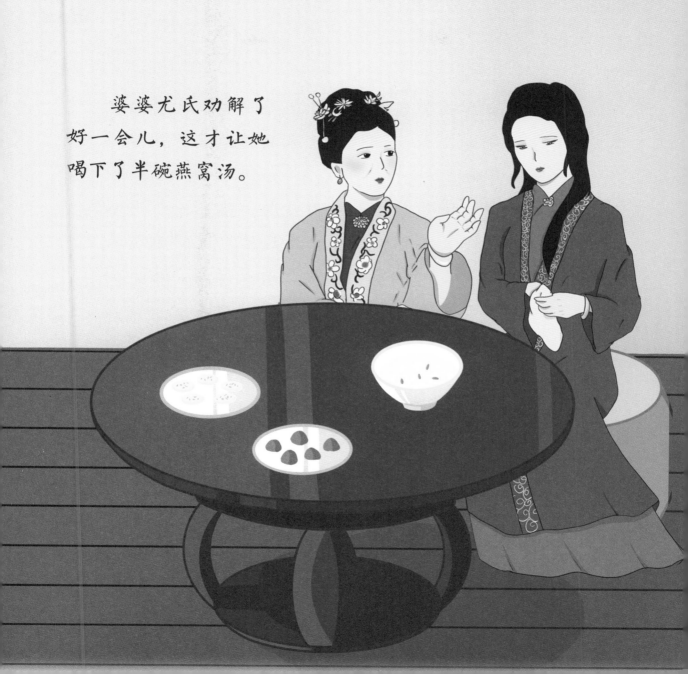

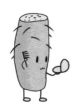

公公贾珍的朋友推荐了一个好大夫，名叫张友士。张友士学问渊博，医术精湛，贾珍便想办法请来了他。

张友士来了后，在屋外诊脉，根据秦可卿双腕寸、关、尺的脉象判断出了病情，说："我看夫人的脉象，是心气虚而生火，肝气滞而血亏，同时根据五行相克的规律，脾土正被肝木克制，因此夫人她现在应该有月经不规律的症状，晚上睡不好觉，白天吃不下饭，时不时头晕，感觉很是劳累，四肢酸软无力，所以平日里瞧着也没什么精神。"

秦可卿的贴身婆子说："先生，您可真神！我们什么也没说，您就都知道了，比之前来过的几个太医还厉害！"

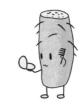

张友士指出："常言道'思伤脾'，她这病，主要是因为思虑太多。若是早些治疗还好，但现在病情已经耽误到这个地步，我也只有三分把握了。"说着，他开出了药方，是益气养血的补脾和肝汤，用了人参、白术、茯苓等十四味药。

张友士说："如今，只看她能不能熬过今年冬天了。"

众人对张友士深信不疑，马上抓药煎给秦可卿喝。

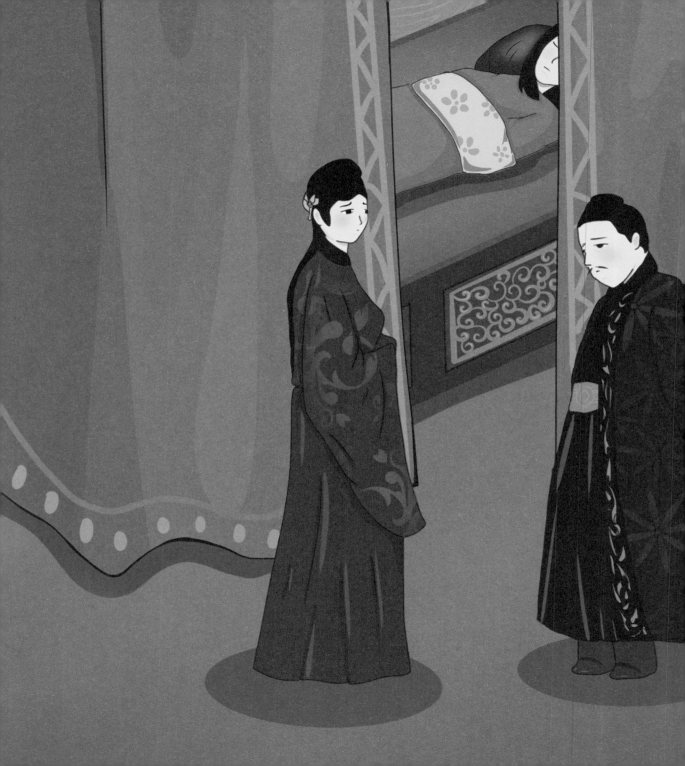

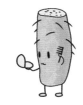

　　第二天，众人问起秦可卿的病情，尤氏说："昨天请了一位高明的大夫，她吃了药后，今天头晕减轻了些，别的方面却没有什么改善。"

　　凤姐儿平时和秦可卿关系亲密，听了这话眼圈儿都红了，带着宝玉去看秦可卿。

　　见到凤姐儿，秦可卿想要站起来行礼，凤姐儿没让。她拉住了秦可卿的手说："我的姑奶奶！怎么几日不见，你就瘦成这样了！"

　　秦可卿勉强打起精神说："是我没有福气，一家人待我都很好，但我却生了病，不能照顾长辈们了。我想，我怕是熬不过今年过年了。"

　　宝玉听到这话，也忍不住落泪。凤姐儿劝解开导了秦可卿一番，又说了许多悄悄话，千叮万嘱才告辞离开。

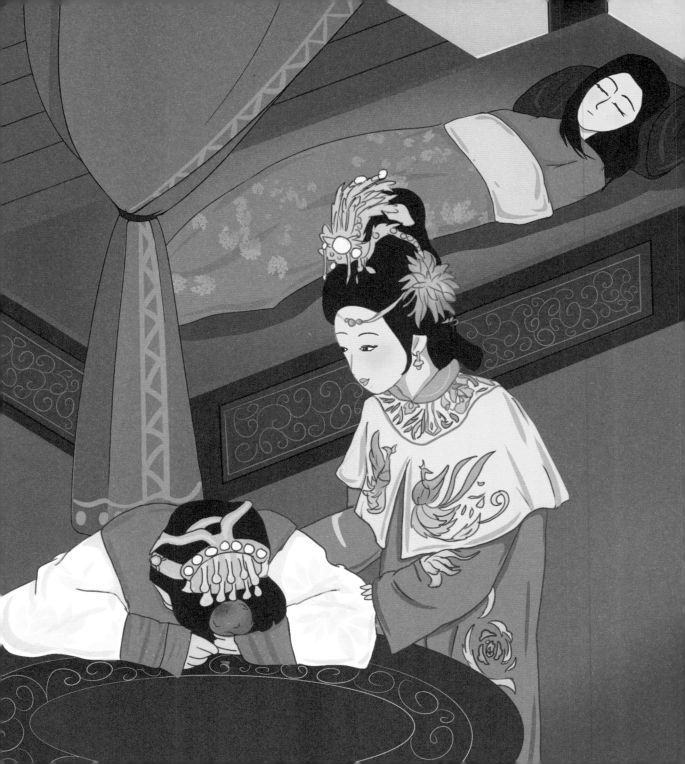

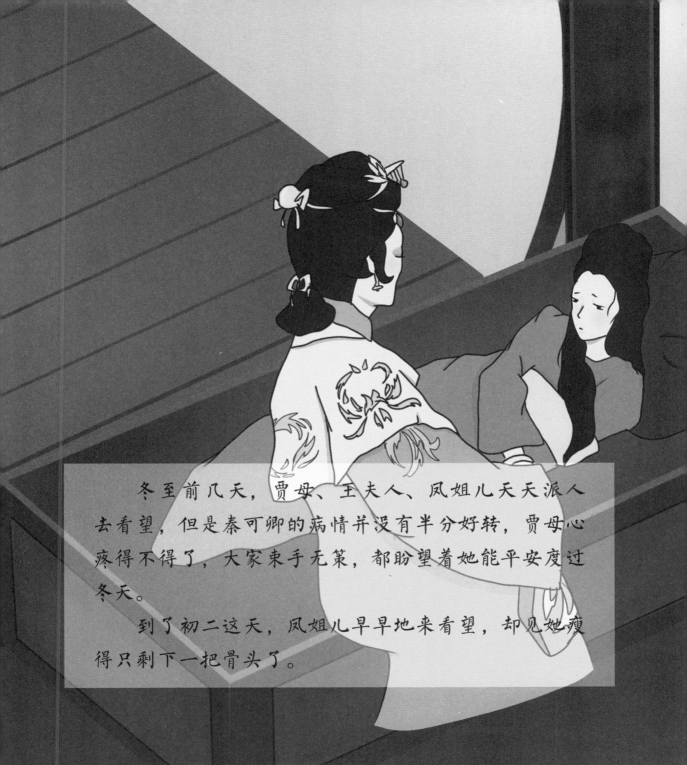

冬至前几天，贾母、王夫人、凤姐儿天天派人去看望，但是秦可卿的病情并没有半分好转，贾母心疼得不得了，大家束手无策，都盼望着她能平安度过冬天。

到了初二这天，凤姐儿早早地来看望，却见她瘦得只剩下一把骨头了。

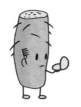

　　秦可卿说道："我这病能不能好，到了春天就知道了，或许开春就好了呢？婶子转告老太太和太太，让她们放心吧。昨天老太太赏的那枣泥山药糕，我吃了两块，口感极好，很容易消化。"

　　凤姐儿说："难得你有胃口，既然喜欢吃，我明天再打发人给你送来。"

　　凤姐儿回到家后，怕家里人担心，只说可卿的病情减轻了，连食欲都好了些，那枣泥山药糕很合她的口味，等身体好了就会过来拜访。

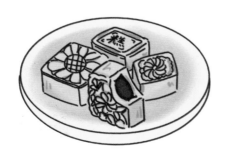

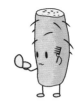

枣泥山药糕

　　中医学认为红枣能健脾和胃、养心安神，适用于脾胃虚弱、气血不足等证，民间有"每天吃枣，郎中少找"的说法。山药味甘，性质平和而无毒，能补脾养胃、补肺益肾。像秦可卿这样久病的人，身体虚弱，脾胃功能不好，食用枣泥山药糕正适合不过了。

　　红枣和山药相结合，能调补肝、脾、肾诸经，对于月经不调的女性也有一定的效果。

　　总的来说，枣泥山药糕外形雅致脱俗，入口清香甘甜，而且易消化，是不错的滋补佳品哦！

酸梅汤

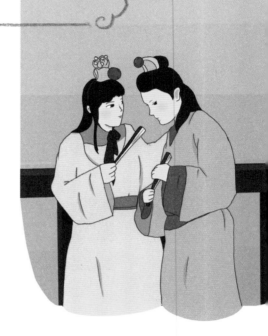

话说这宝玉和众姐妹们玩闹惯了，被大家伙儿宠得无法无天。这日，宝玉又惹事儿了，不仅出言侮辱王夫

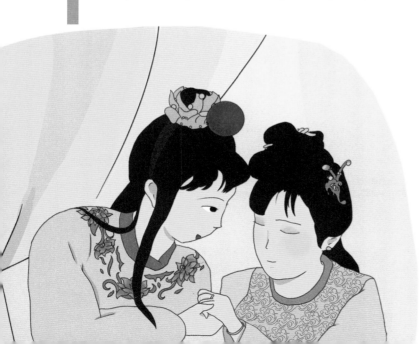

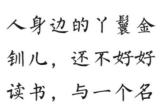

人身边的丫鬟金钏儿，还不好好读书，与一个名

叫琪官的戏子结交玩耍。

宝玉的父亲贾政知道后勃然大怒，命人将宝玉家法伺候。小厮们将宝玉按在凳子上，举起大板打了十来下，宝玉疼得嗷嗷直叫。一想到儿子的不成器，贾政还嫌打得太轻，自己夺过板子来，咬着牙往死里狠狠地又打了几十下。

可怜这宝玉平日里好吃好喝地养着，一身细皮嫩肉，哪里受过这种罪，不一会儿就面色惨白，连衣服上都渗出了一大片血渍，躺在凳子上动弹不得，连哭都哭不出来。幸亏王夫人及时赶来，哭着劝了许久才拦下政老爷。

宝玉挨了顿毒打，回去后心中闷闷不乐，再加上天气炎热，于是闹着要喝酸梅汤。

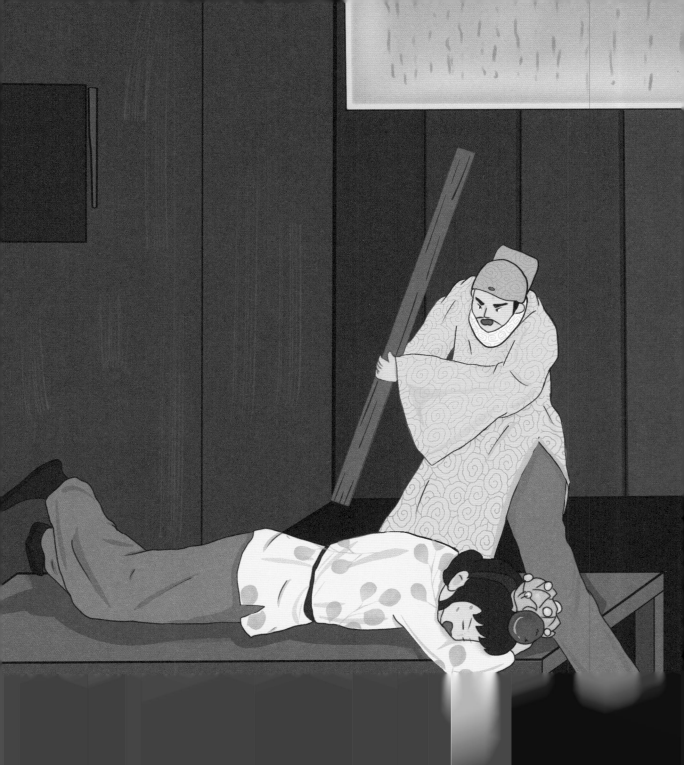

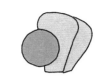

　　袭人担忧道："我的小祖宗，这酸梅是个收敛的东西，你刚挨了打，身体里肯定是有瘀血的。如果吃下这个，把热血都堵在了心里，热毒就很难散出去，万一弄出病来，可怎么办呢！"

　　见宝玉可怜兮兮的样子，袭人拿来了糖腌的玫瑰卤子，说："这玫瑰卤子甘甜可口，既能散去瘀血，又能理气解郁。二爷不如尝尝这个，解解馋吧，心里头也能舒坦些。"

　　宝玉吃了小半碗，心里还是不太痛快，抱怨道："好姐姐，这玫瑰卤子我早吃腻了，我不过想喝些清凉的汤水解渴，这也不许吗？"

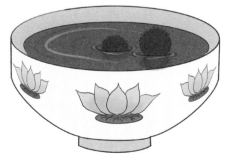

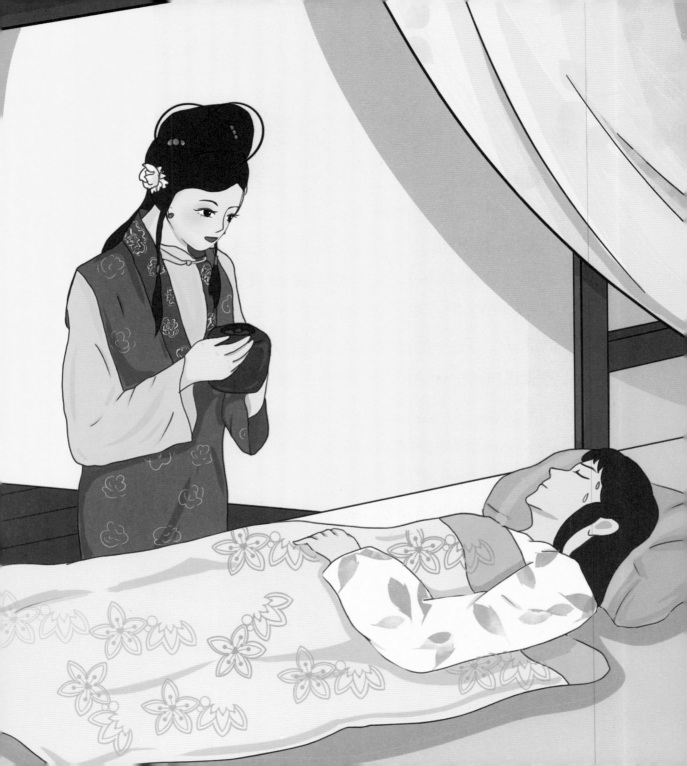

袭人左右为难，哄了半天才将宝玉哄睡。

　　这时王夫人过来了，询问宝玉的情况，袭人说："太太，二爷刚受了伤，心中烦闷，想吃那酸梅汤，我没让，他便吃了些玫瑰卤子，这会儿怕是不太高兴呢。"

　　王夫人说："这酸梅汤虽说能生津止渴，却不利于伤口愈合，幸好你懂得这些。正好前些日子有人送了几瓶香露过来，用一碗水兑上一勺，那可香得了不得！"说着，就让下人拿了两瓶来。

　　袭人看见那两个玻璃小瓶上面分别写着"木樨清露"和"玫瑰清露"，笑道："这可是好东西！

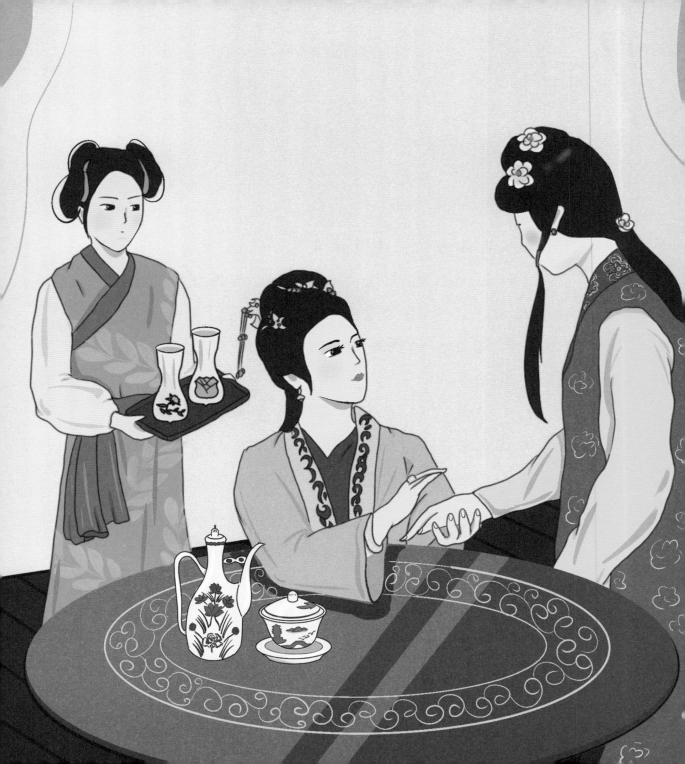

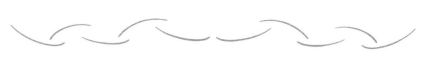

还是太太最疼二爷，把贡品也拿来哄二爷开心了。这桂花与玫瑰都能疏肝开胃，玫瑰更是能活血散瘀、解毒消肿，正适合二爷！我原先还担心二爷挨了板子，吃不下饭呢！"

此时宝玉睡醒了，听袭人说了香露的事儿，喜不自禁，立即让人调来品尝，果然非常好喝。

在众人的悉心照料下，宝玉很快就康复了。

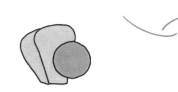

酸梅汤

　　酸梅汤能消食开胃、生津止渴，这种酸酸甜甜的饮料最适合炎热的夏季啦！

　　从中医学上来讲，肝火旺的人更宜多吃酸梅。它不但能平降肝火，还能帮助滋养肝脏。

　　你知道吗？酸梅还是天然的润喉药，可以滋润咽喉发炎的部位，缓解疼痛。此外，酸梅汤里搭配的枸杞子能清肝明目，同时增加了独特的口感。

　　值得注意的是，酸梅汤喝多了容易腹泻，小朋友们最好不要过量，以免伤胃哦！

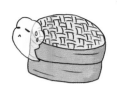
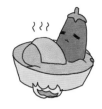

茄 鲞

　　刘姥姥和贾府本是八竿子打不着的远亲关系，两家很少往来。然而，这年冬天，刘姥姥家里一点儿米面都没有了，无奈之下，刘姥姥只好借着关系到贾府攀亲寻求救济。

　　刘姥姥第一次到荣国府登门拜访，便受到了客气招待。贾府不但认下了她这门穷亲戚，还给了她一些银钱，帮助这家庄稼人渡过难关。

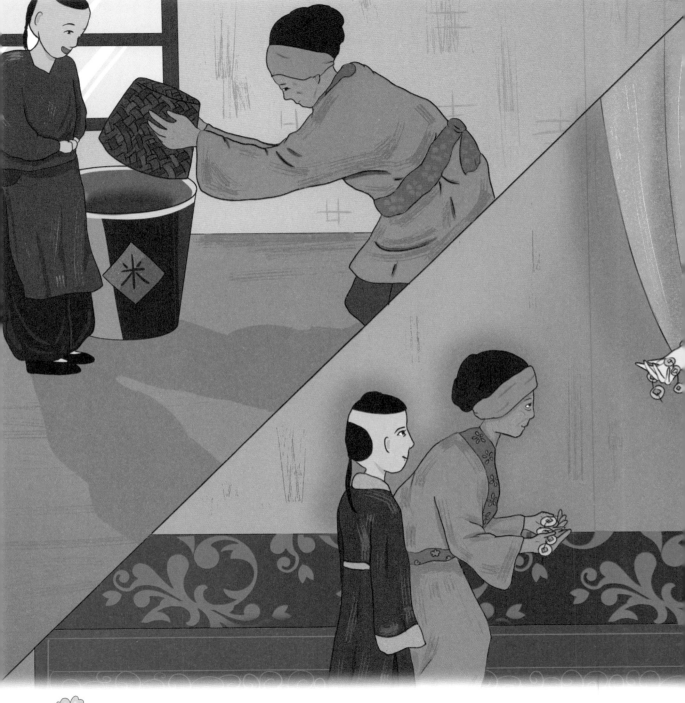

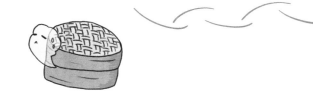
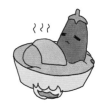

　　刘姥姥是个知恩图报的实在人，生活稍有起色，便特地带着自家地里最好的瓜果蔬菜去感谢贾家的雪中送炭。正巧，贾母想找个上岁数的老太太说说话，就热情地留刘姥姥在贾府小住几天。

　　话说这天，贾母设宴，请刘姥姥和众人一起游大观园。凤姐儿有意拿刘姥姥取乐，逗贾母开心，便请刘姥姥喝酒。刘姥姥知道她的用意，惦念着贾府恩德，便也顾不得自己一大把年纪，甘作丑态，笑道："我这个庄稼人，手脚粗笨，喝了酒，怕打坏府里的瓷杯，还是用木头的杯子比较妥当。"

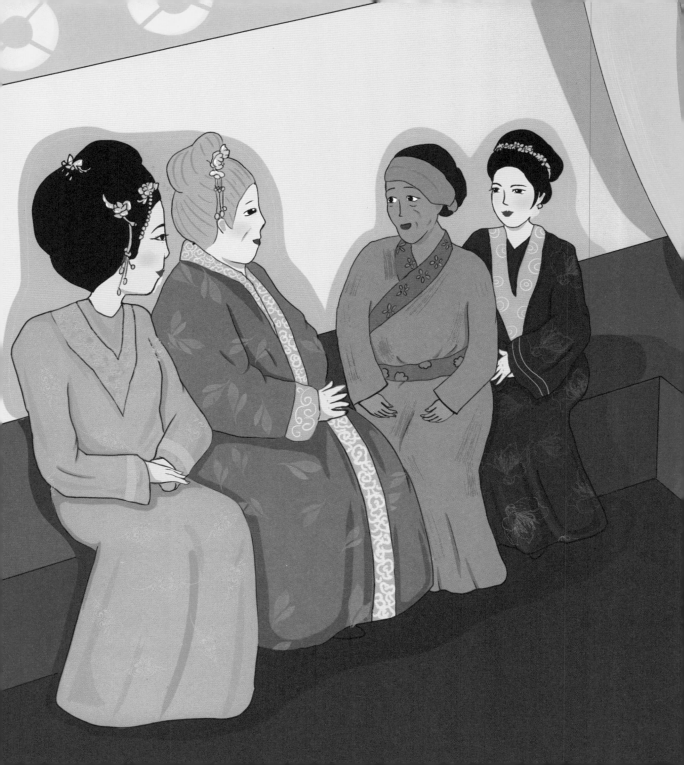

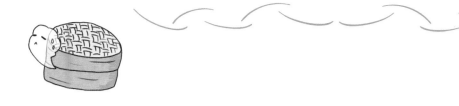
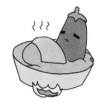

凤姐儿却说，府里果真有不常使用的木杯，但都是成套的，要用就得一套都用。结果鸳鸯更出了个馊主意，拿来了十个大套杯，只见十个杯子从大到小排列，大的有个小盆子那么大，最小的也比刘姥姥手里的瓷杯大一倍。见如此阵势，刘姥姥吓得慌忙喊："姑奶奶，饶了我吧！"贾母等人知道她上了岁数，禁不起折腾，忙笑道："说是说，笑是笑，多饮伤身，姥姥不能再多喝了，喝完这一杯便罢了吧。"

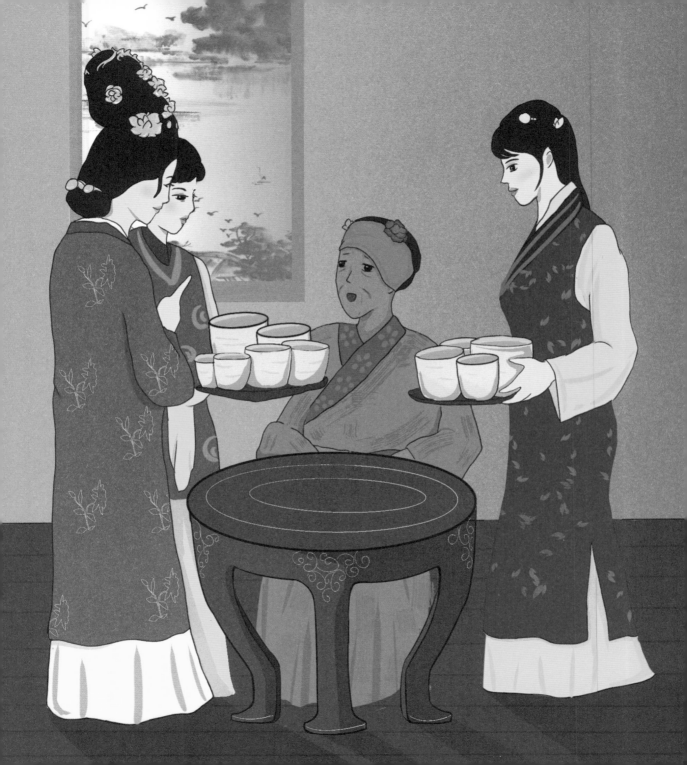

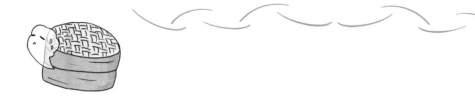
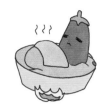

　　薛姨妈又命凤姐儿摆上了菜席。凤姐儿笑着说："姥姥要吃什么，说出名儿来，我夹给你。"刘姥姥连连摆手说："我哪里知道什么菜名儿！府里的菜样样都是好的。"贾母笑道："你给她尝尝茄鲞。"凤姐儿听了之后就夹些茄鲞送入刘姥姥口中，边夹边笑着说："你们天天吃茄子，也尝尝我们的茄子弄得可口不可口？"刘姥姥惊讶道："别哄我了，茄子要是这么好吃，我们庄稼人也不用种粮食，只种茄子了。"众人也忍不住笑道："这真是茄子，我们才不哄你呢！"刘姥姥诧异地问："真是茄子？我白吃了这半天，姑奶奶你再喂我些。这一口我可得仔细嚼嚼。"凤姐儿又夹了些喂给她。刘姥姥咂摸了半天，说："虽有一点茄子香，但吃着还是不像茄子。告诉我是什么法子弄的，回头我也弄着吃去。"

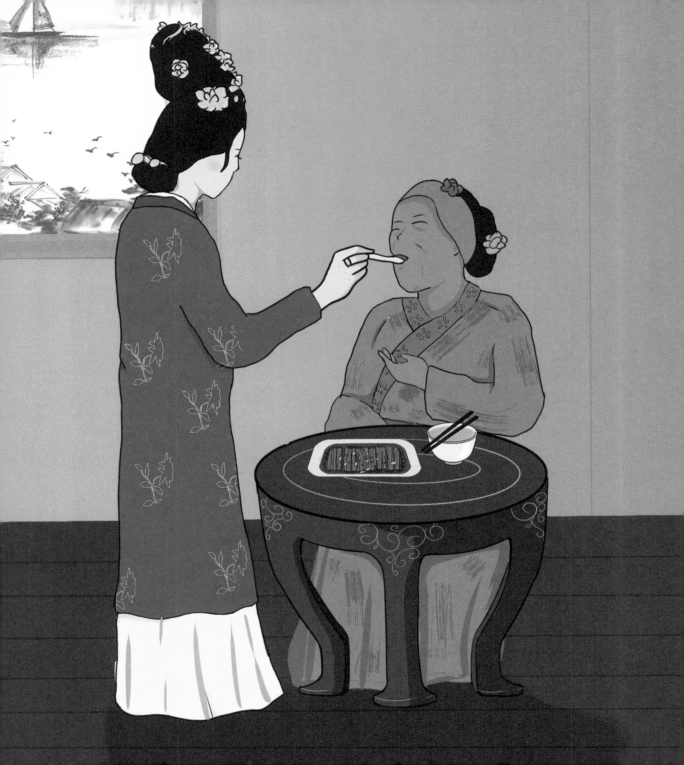

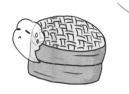
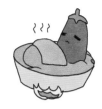

凤姐儿笑道："这也不难。你把四五月里的新茄子摘下来，把皮和茄子瓤去掉，只留出茄子肉，切成头发般细的丝儿，晒干了。再拿一只肥母鸡，炖出老汤来，把这茄子丝上蒸笼，用鸡汤蒸得入了味，再拿出来晒干。如此九蒸九晒，必定晒脆了。随后盛在瓷罐子里封严了。等到要吃的时候拿出一碟子来，再用鸡脯肉加香菌、新笋、蘑菇、五香豆腐干、各色干果一炒就大功告成了。"

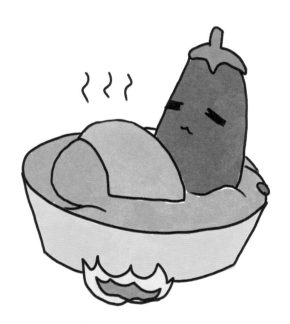

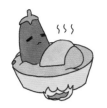
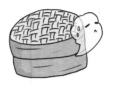

　　刘姥姥听了，头摇得跟拨浪鼓似的："我的佛祖！这小小的茄子倒得用十来只鸡来配它，难怪吃起来是这个味儿！"众人听了哄堂大笑。

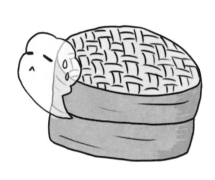

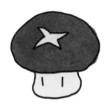

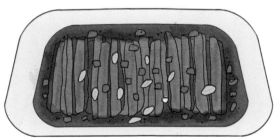

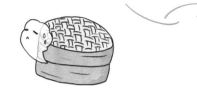
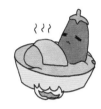

刘姥姥一边说笑，一边慢慢地喝完了酒，喝完之后手里还拿着酒杯。凤姐儿见状忙笑道："姥姥还没喝尽兴，再来一杯吧。"刘姥姥连忙把杯子放回桌上，摆着手说："再喝可就要醉喽！"众人又是一阵大笑。

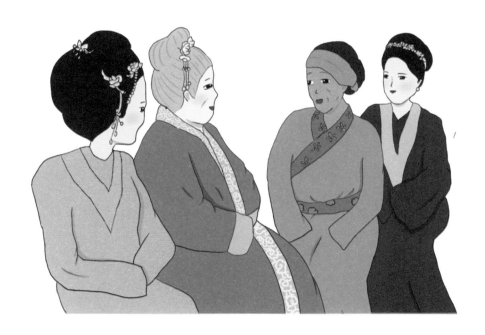

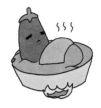
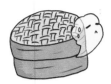

茄　子

　　茄子性偏寒，是夏天的时令蔬菜，适量食用可以清火降燥，补充许多营养物质，尤其适合夏天容易长痱子、生疮疖的人。然而茄子还有滑肠的效果，过量食用可能会加重消化负担，造成腹痛腹泻。所以，脾胃虚弱、消化功能欠佳的人，食用时需要谨慎哦！

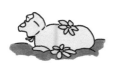
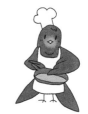

冰糖燕窝粥

　　诗社开始的那些时日，宝玉每日都在惜春那里帮忙。探春、李纨、迎春和宝钗她们也常去闲坐，一是为了观画，二来也方便见面。

　　每年到春分、秋分的时候，黛玉一定会咳嗽，今年秋天又多游玩了两次，未免劳累了些，近日又重新咳嗽起来，病情比往常里加重不少，所以黛玉最近不太出门，只在自己的房中休养。时间一长，她难免觉得烦闷无聊，也盼望姐妹们能来和她聊聊天打发时间。

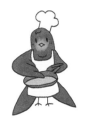
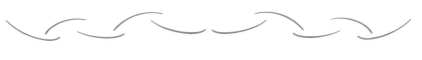
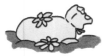

　　这日宝钗来看望她，说起这咳嗽的病症来。宝钗关切地问："虽然来看病的几个太医都不错，只是你吃他们的药却总不见效，不如另请高明来瞧一瞧。年年生病，这怎么成？"

　　黛玉答道："没用的，我的病我自己清楚，这是好不了的。别说这病着的时候，看我平时身体好的时候是什么样就知道了。"

　　宝钗接着说："古人说'食谷者生'，你平日里吃的食物都不能添养精神气血，这可不是好事。"

　　黛玉感叹："常言道'生死有命，富贵在天'，这也不是我们能改变的。"说话间，又忍不住咳嗽起来。

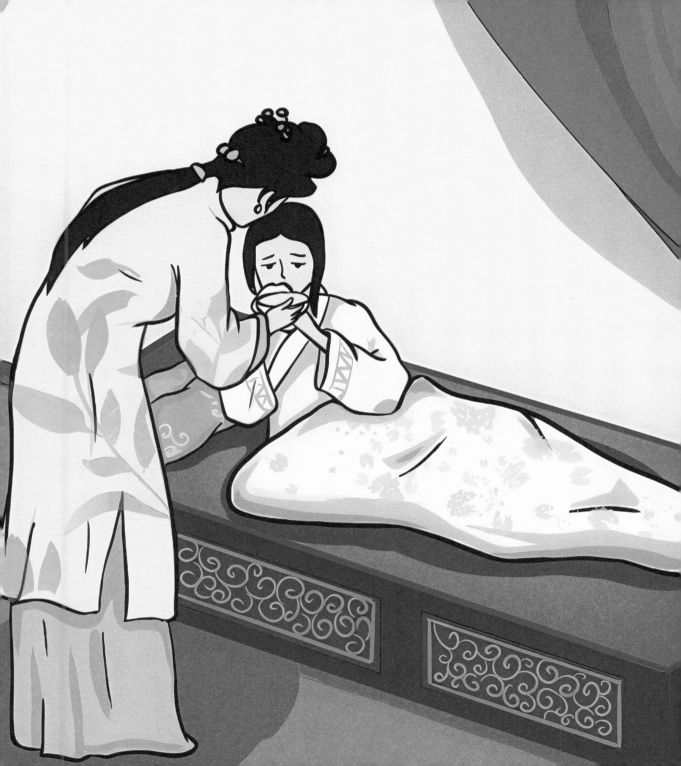

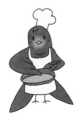
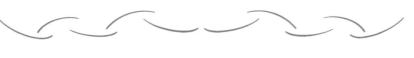
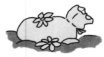

　　宝钗道："昨儿我看你那药方上，人参、肉桂这样的药物太多了些。虽说应当益气补神，但也不应该使用药性太热的药物。照我来说，首先应该平肝健胃，因为肝火一平，不能克土，这样胃气正常，饮食就可以补养人的身体了。不如每日早起拿上等燕窝一两，冰糖五钱，一起熬出粥来。这冰糖燕窝粥最是滋阴补气的，不比喝那些药强？"

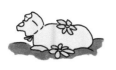
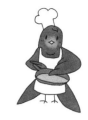

　　黛玉摇摇头："虽然我们府里燕窝不难得到，但是我这个病每年都要犯，也没什么要紧的。请大夫、熬药，已经闹了个天翻地覆，若我又要吃什么燕窝粥，即便老太太、太太、凤姐姐没话说，但这底下的婆子丫头们，也该嫌我事多了。你看这里这些人，见老太太多疼了宝玉和凤丫头俩人，尚且在背地里说三道四的，何况是投奔而来的我呢！"

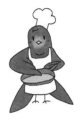
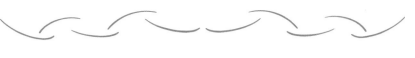
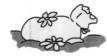

　　宝钗应道："你说的也是，多一事不如省一事。我家里应该还有一些燕窝，我明日回去后给你捎来几两，你每日叫丫头们熬一熬，先吃着吧。"

　　黛玉一时感动得不行，连忙道谢："难得你如此费心，我便多谢宝姐姐了！"

　　宝钗道："这有什么的，只要颦儿你能好上一两分，我这番心意也不算白费了！"

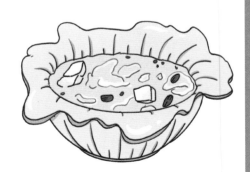

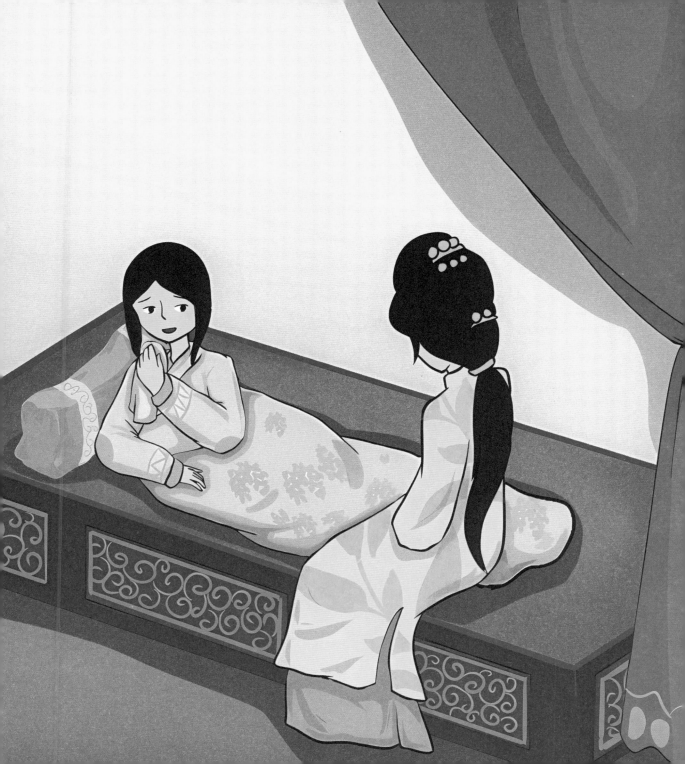

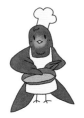
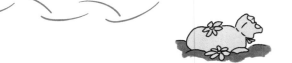

　　自宝钗托人将燕窝送来，黛玉每日服用一两。这燕窝不愧是上佳的养阴之品，熬过了秋季，黛玉便觉着身体滋润了不少，咳嗽也减少了。即便燕窝算不得什么稀罕之物，一番真心真意却是难得，光是想到宝钗如此关怀自己，黛玉便觉得心里暖暖的，身体也自然好了许多。

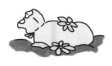
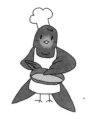

燕　窝

　　自明代以来，燕窝就是传统名贵的食物之一。燕窝是指部分雨燕和部分金丝燕分泌的唾液与其他物质混合所筑成的巢穴，因此人们常说燕窝是"燕子的口水"。

　　燕窝具有养阴润燥、益气补中、化痰止咳等功效，在古代很长一段时间都是达官贵人才能享用得到，《红楼梦》中的小主们也多在养病时才能吃上燕窝。

　　黛玉时常咳嗽，又多思多虑，长期耗伤体内阴液和元气，因此难免身体虚弱。宝钗赠她燕窝，就是为了助她补养身体。此外，燕窝还有美容养颜、提高机体免疫力的作用，尤其适合女性日常食用滋补。

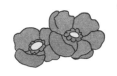
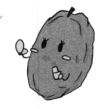

红稻米粥

　　八月十五中秋夜，贾府女眷都聚在大观园里开宴，只有凤姐儿因为昨夜劳累过度，崩漏的毛病复发，因此卧病在床，没能赴宴。贾母关心凤姐儿，问其他人："凤丫头的病今日怎么样了？"大家不敢让贾母挂心，都答道："今天好些了，老祖宗只管放心吧。"贾母便嘱咐大家："夜晚风冷，都多穿两件衣服。"

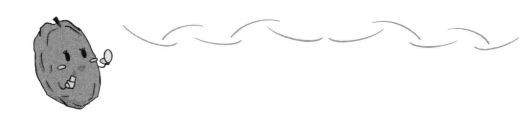
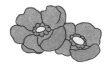

　　说话之间，丫鬟们已经抬过饭桌来，王夫人、尤氏等连忙上来侍奉贾母吃饭。在贾府有个老规矩：除了厨房安排的各色菜肴，各房还要另外给贾母单独呈上几道菜，称作"孝敬"，表示晚辈孝敬长辈的礼数。贾母问："今天又孝敬了什么菜？我之前就吩咐过，如今处处粮食歉收，不必再守这个规矩了，你们还不听。"

　　王夫人笑道："没有什么特别的，都是家常菜罢了。今日我吃素，怕老太太不爱吃别的素菜，就只送了一样椒油莼齑酱来，是将新鲜莼菜切碎了，拌上盐粒、姜末、葱末、椒油等腌制而成。不知老太太吃着可不可口？"贾母笑道："我正想吃这个呢。"

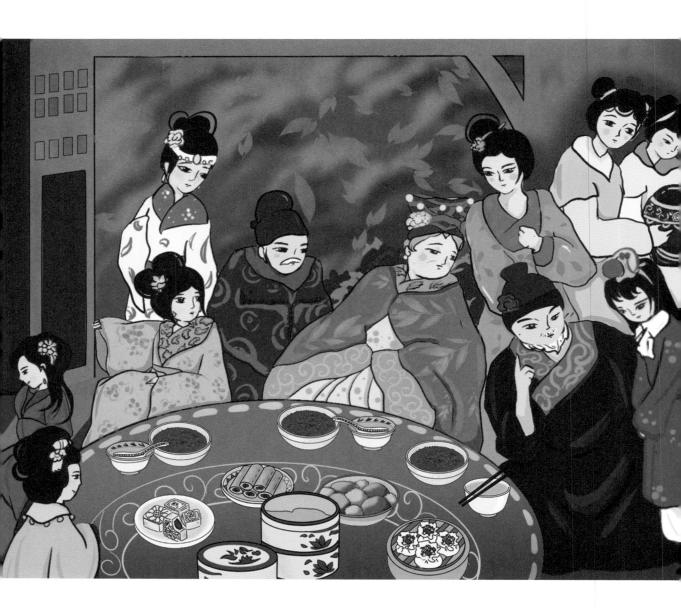

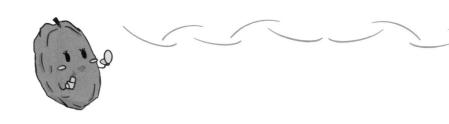
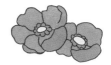

　　鸳鸯又指着另外几样菜说："这一碗是鸡髓笋，请老太太尝尝。"一面说着，一面将这碗笋送至桌上，贾母尝了一点，就说："这一碗笋给颦儿和宝玉送去。"又问："今晚准备了稀饭没有？晚上喝些，胃里也舒服。"

　　尤氏捧过一碗来，说："这是红稻米粥。闻着真是香，老祖宗要不要尝尝？"

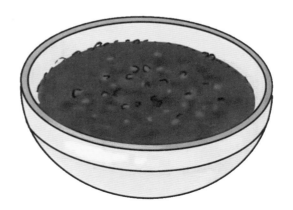

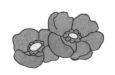
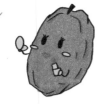

贾母笑道:"这粥的确很好。这米煮了以后异香扑鼻,再加上枸杞子和红枣,颜色好看,吃起来也香甜。古人说:'粥是世间第一补人之物。'正适合我这样上了年纪的人和身体虚弱的病人。喝粥能养脾胃,再加上这些补品,就更滋补了。"

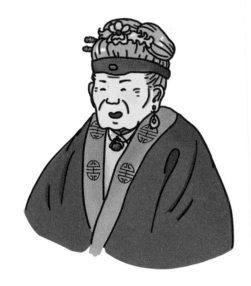

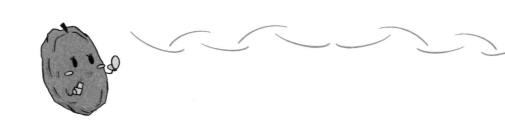
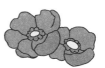

　　贾母吃了半碗，想起生病的凤姐儿来，说道："把这粥给凤姐儿送一碗去吧。"

　　尤氏连忙命令丫鬟送去，又笑着打趣说："老祖宗真是惦记她，喝粥都不忘了她，凤姐儿知道一定高兴！"

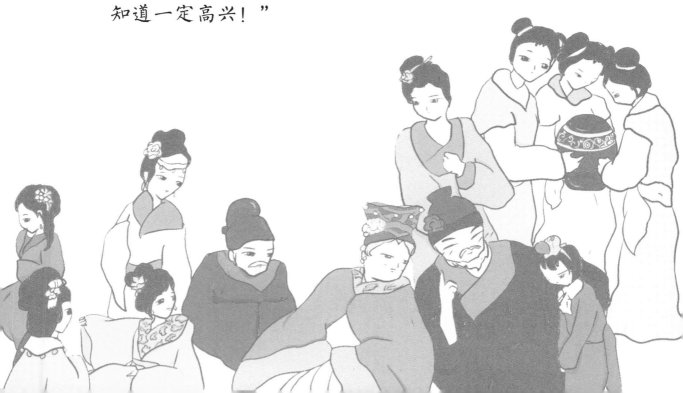

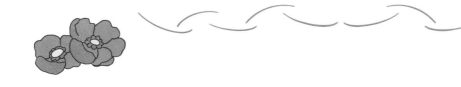
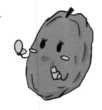

　　尤氏说完坐在桌边吃饭，丫鬟给尤氏盛的是普通的白粳米饭，贾母好奇地问："你怎么盛这个饭来？还不快把我的饭和那红稻米粥端来。"

　　那丫鬟说："老太太的饭吃完了。今日多了一位姑娘来吃，所以不够了。"王夫人也接话说："这几年咱们田庄上的米收成不好。老太太吃的红稻米粥用的可是上好的米，上贡给皇家的也不过如此，所以都不敢多做，不然要是哪天缺了红稻米，去外面的米铺可买不来啊。"贾母笑道："这可真是'巧妇难为无米之炊'啊。"众人都笑起来，围坐在桌边，继续陪贾母说笑赏月。

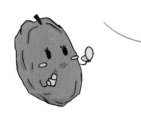
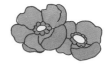

红稻米粥

　　红稻米粥做法简单，用红稻米、枸杞子、红枣一起炖煮，就能做成这道滋补的美食。

　　这道粥的主角——红稻米，因其煮熟时色如胭脂，异香扑鼻，味道极佳，所以又叫"胭脂米"。红稻米是一种十分珍贵的谷物，味道清香，有很高的营养价值，和白米混煮时可以染色传香哦！传说，红稻米是由康熙皇帝在其御田"丰泽园"中发现的奇异良种，气香而味腴，又称作"御稻米"。

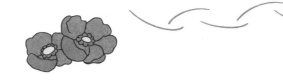
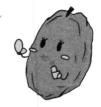

　　红稻米粥制作简易、味道香甜，具有补养气血的功效。凤姐儿因劳累过度而致崩漏之疾复发，气血亏虚严重，这红稻米粥正是一道对症的健脾补虚、养血生津的食疗营养餐。

　　其他的米粥也有各自的功效，如白粥养胃，小米粥开胃、补气血，黑米粥健脾益肾等，大家喝粥时可以根据自己的体质选用食材哦！

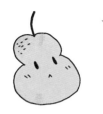
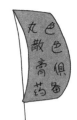

疗妒汤

　　话说自上回宝玉生病卧床，已经过了百天，可以出门走动走动了，贾母便让宝玉去庙里烧香还愿。宝玉因病在府里待了很久，现在巴不得去各处逛逛呢，高兴得一夜都没合眼。

　　第二天一大早，宝玉就迫不及待地出发了。他天性胆小，不敢靠近鬼神的铜像，于是急匆匆地烧过纸钱后，就回到一处静室里休息。

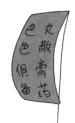

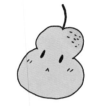

　　跟随的嬷嬷们怕他无聊，便请了当家的王道士来陪他说话儿。

　　这老道士专门在江湖上卖药，在庙外挂了一个招牌，写着"丸散膏药，色色俱备"。他常常在宁荣两府中走动，被府里的人起了个"王一贴"的外号，意思是夸他膏药很灵验，一贴病除。

　　宝玉见王道士进来，便笑道："你来得正好。常听人说起你的膏药，我倒是好奇，你究竟能治什么病？"

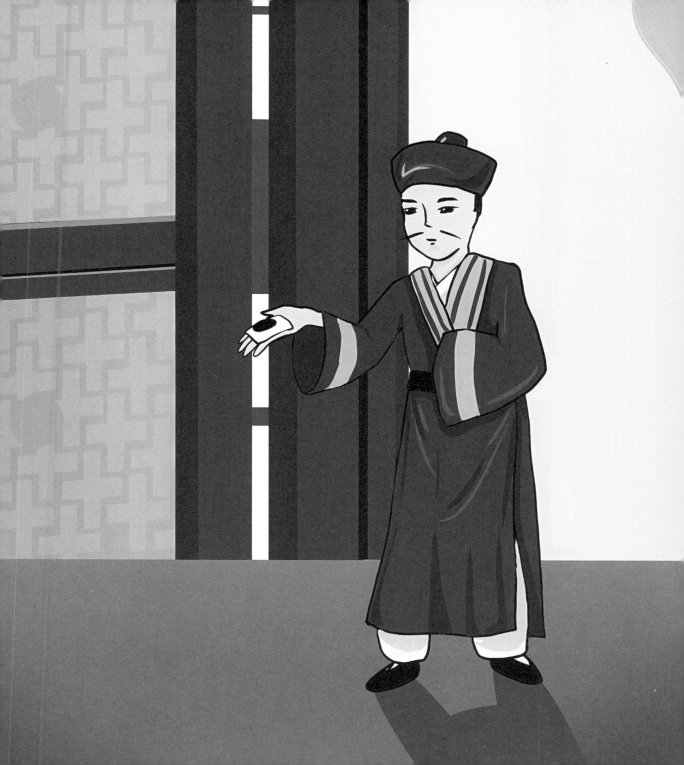

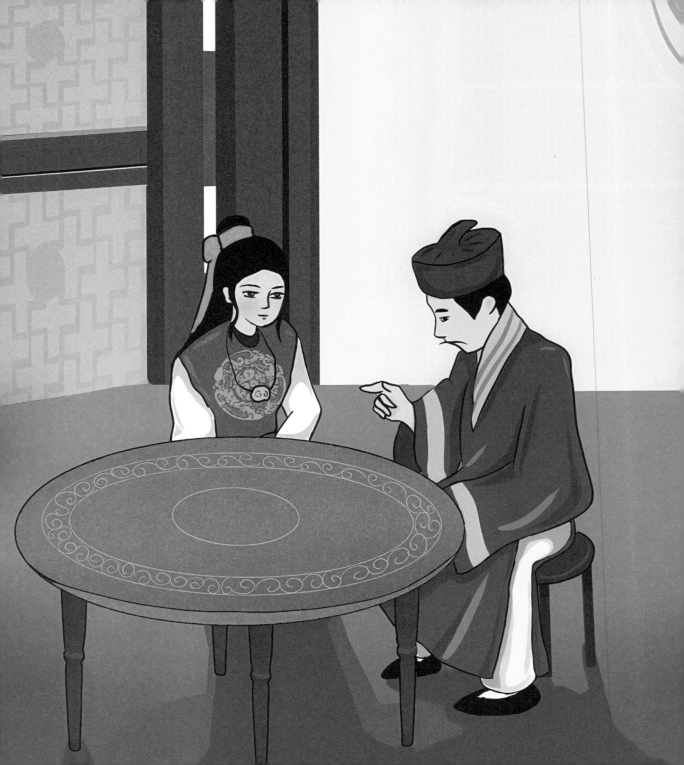

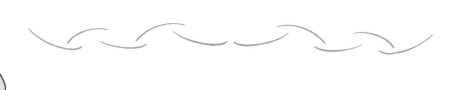

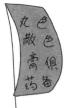

　　王道士笑了笑，说道："要问我的膏药，可说来话长了，那就给你讲讲这其中的奥妙。这一共一百二十味药，主药副药相互配合，温凉兼用。内则补气养血，开胃口，宁神定魄，化食化痰；外则和血脉，舒筋络，去死皮生新肉。它效果如神，任谁一贴就知道了。"

　　宝玉听完一脸怀疑地说："一张膏药就能治这些病？我可不信！"

　　王道士又笑了笑，接着说："只要是您能说出的病，百病千灾，无不立马见效。如果没有效果，二爷您只管揪我胡子，打我这老脸，拆我这庙！"

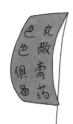

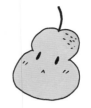

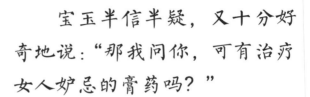

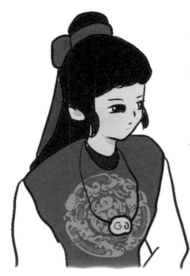

　　宝玉半信半疑，又十分好奇地说："那我问你，可有治疗女人妒忌的膏药吗？"

　　王道士听了，忙拍手笑道："哪有这样的方子？我连听也没有听说过。"

　　宝玉笑笑："那你这招牌可名不副实啊！"

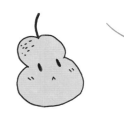

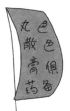

　　王道士解释道："这疗妒的膏药我确实没有，但我知道有一种汤药，或许可以医治，只是起效慢些。"

　　宝玉忙问："什么汤？怎样个吃法？"

　　王道士说："这叫'疗妒汤'，用一个上好的秋梨，加上二钱冰糖，一钱陈皮，三碗水，把梨煮熟。每日清晨吃一碗，慢慢地就好了。"

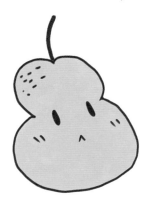

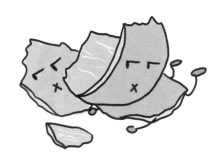

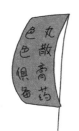
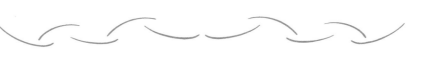
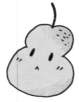

　　宝玉一脸狐疑："这汤也不值什么钱，能有什么用？"

　　王道士接着解释："一剂没有效果，就吃十剂；今日没有效果，明日再吃；今年没有效果，明年再吃。反正，这三味药都是润肺开胃不伤人的，还能止咳嗽。每天喝甜甜的梨汤，心情自然也能好些，何乐而不为呢？"说完哈哈大笑。

　　宝玉听了，仔细一想，确实有一番道理，笑着称王道士是"油嘴的牛头"，能说会道。

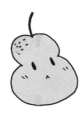
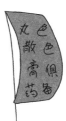

疗妒汤

　　相信大家都听说过滋阴润肺、止咳化痰的冰糖雪梨吧！梨和冰糖性甘寒，能凉润心肺之火，但久服不免生湿，故配燥湿之陈皮。陈皮由橘皮制成，橘皮气味芳香，擅长理气燥湿，十月至十二月果实成熟时，剥取果皮，阴干或通风干燥，因入药以陈久者为良，故名陈皮。注意，鲜橘皮并不具备陈皮那样的药用功效哦！

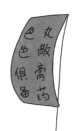

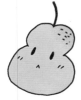

准确来说，妒忌是一种情绪，而非一种疾病，并不能用药来医治。但情志确实与身体状态息息相关，例如有些阴虚火旺的女性容易出现心烦的症状，也更容易生出妒忌的情绪。

综合以上分析，疗妒汤虽未必真能疗妒，但只要体质适宜，长久服用确实能够滋阴润肺，益处多多。

后　记

　　阅读本书，我们会发现原来中医知识无处不在，一道道美食佳肴的背后是中医食疗养生文化：健脾和胃的枣泥山药糕，消食开胃的酸梅汤，滋阴养颜的冰糖燕窝粥，补气养血的红稻米粥……每一道美食都蕴含着古人药食同源的智慧，可让人于美食盛宴中领略根植于中华文化的中医精髓。

　　亲爱的小朋友们，愿你们在《医画红楼》中能够收获知识与快乐，尽情挖掘经典中的宝藏！

王珊珊

2023 年 4 月